Laboratoire d'Histologie de la rue des Fabres

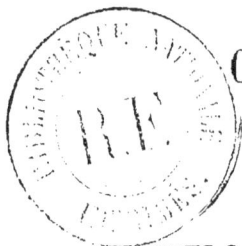

CONTRIBUTION A L'ÉTUDE

DE

L'EXOSTOSE SOUS-UNGUÉALE

PAR

Les Docteurs E. LAGET & A. RICHAUD

MARSEILLE

TYP. ET LITII. BARLATIER-FEISSAT PÈRE ET FILS

RUE VENTURE, 19

1878

CONTRIBUTION A L'ÉTUDE

DE

L'EXOSTOSE SOUS-UNGUÉALE

L'exostose que nous allons décrire et que nous avons pu étudier grâce à l'obligeance de M. le professeur Combalat et de son chef de clinique, M. le docteur Vidal, provenait d'une jeune fille âgée de vingt ans. Elle faisait saillie sur la partie latérale de l'ongle du gros orteil.

Nous ne donnerons pas d'autres détails cliniques sur son développement; car, aucun de ceux qui ont été notés ne mérite d'être rapporté. Nous bornerons notre travail à l'examen microscopique de la tumeur et aux réflexions qui découlent naturellement des diverses particularités histologiques que nous aurons signalées.

Un mot d'abord sur les procédés dont nous nous sommes servis.

Après un séjour de quelques heures dans l'alcool, la tumeur fut plongée dans une solution saturée d'acide picrique. Quand la décalcification fut complète, l'exostose fut placée dans la gomme pendant quarante-huit heures, puis dans l'alcool. — Les coupes ont été colorées au picrocarminate d'ammoniaque et montées dans la glycérine picrocarminée.

Dans notre description nous suivrons la marche suivante :
Nous parlerons d'abord de l'aspect général de la tumeur vue
à un faible grossissement, puis nous passerons successivement en revue les divers détails que permettent d'apercevoir
des grossissements plus considérables.

Mais avant d'entrer dans cette étude histologique, disons
un mot d'une disposition anatomique qui attirait l'attention et qui était très-visible à l'œil nu. Sur la partie de la
tumeur la plus éloignée du point d'implantation on voyait
une sorte de coiffe épidermique, adhérente sur toute la cir-
conférence de l'exostose et limitant une cavité analogue à
l'œil nu à ces cavités séreuses qui revêtent certaines exostoses
de croissance. Disons tout de suite, pour n'y plus revenir,
que l'examen histologique démontre très-nettement que
cette séparation est artificielle, qu'il n'existe pas là de vérita-
ble bourse séreuse et que la cavité a été formée par la
séparation de la couche cornée de l'épiderme d'avec la
couche de Malpighi. Peut-être cette séparation est-elle due à
l'action de l'alcool dans lequel la pièce fut plongée aussitôt
après son ablation.

Description générale.— (Oculaire et objectif n° 1 de Verick.
— grossissement 30 diamètres).

A ce faible grossissement on aperçoit très-nettement plusieurs zones diversement colorées que nous allons décrire
successivement.

Sur la périphérie, une mince bande fortement colorée
qui est constituée par l'épiderme ; plus en dedans, et immédiatement sous cette bande une zone rose ; c'est là le derme.
Il est à remarquer que les papilles dermiques n'existent pas
sur la partie convexe de l'exostose, elles ne se montrent que
sur les parties latérales près de l'implantation de la tumeur.
Il faut ajouter que l'on n'aperçoit dans la trame du derme
le vestige d'aucune glande soit sébacée, soit sudoripare, ni
le moindre bulbe pileux.

Au-dessous du derme nous rencontrons une couche à peine colorée par le carmin, et qui a manifestement l'aspect du tissu cartilagineux. Sur les parties latérales de la coupe qui correspondent aux points voisins de la ligne d'implantation, cette couche cartilagineuse disparaît.

Au-dessous d'elle on aperçoit la partie véritablement constituante de la tumeur. Elle est formée par des travées irrégulières à bords festonnés fortement colorées en rouge, s'anastomosant entre elles et se dirigeant vers la profondeur de l'exostose. Dans l'intervalle laissé libre par les anastomoses de ces travées, on aperçoit des espaces moins colorés remplis par places par des granulations brunâtres sur lesquelles nous reviendrons. Certaines parties de ces espaces sont libres, mais c'est là un accident de préparation, le rasoir ayant emporté la substance qui les remplissait.

Dans les parties latérales, là où la couche cartilagineuse n'arrive pas, cette substance colorée en rouge foncé est immédiatement adhérente au derme. Nous pouvons dire dès maintenant que ces travées rouges, qui constituent la plus grande partie de la tumeur, sont formées de tissu osseux et que les espaces qui les séparent les unes des autres sont remplis par de la moelle.

Etude des détails. — (Oculaire 1, objectif 8 de Verick, grossissement 310 diamètres.) Nous n'avons rien à ajouter à ce que nous avons dit de l'épiderme et du derme considérés en eux-mêmes, mais ce sur quoi il nous faut insister c'est le passage du derme au tissu cartilagineux. La séparation entre ces deux tissus est loin d'être nette. Dans les parties les plus superficielles, on aperçoit le tissu conjonctif normal avec ses faisceaux longitudinaux fortement colorés par le carmin et quelques rares cellules disposées dans les interstices. A mesure qu'on se rapproche du cartilage, ces cellules deviennent plus nombreuses, plus volumineuses, les faisceaux conjonctifs sont plus irréguliers, bien moins nets et moins colorés. Si l'on continue à s'avancer vers le cartilage, on voit bientôt ces cellules, devenues de plus en plus volumineuses, s'entourer d'une capsule. La substance conjonctive pâlit aussi de plus en plus, ses faisceaux sont aussi de plus en plus difficiles à distinguer et ainsi se fait la transition avec le cartilage. Nous devons ajouter qu'on voit, en outre, des faisceaux fibreux partir du derme et se prolonger dans l'intérieur de la couche cartilagineuse. En réalité, la substance fondamentale de ce cartilage n'est pas homogène comme dans le cartilage hyalin, elle se décompose en faisceaux, c'est à un fibro-cartilage très-net que nous avons affaire. Cette substance fondamentale circonscrit de grandes capsules contenant pour la plupart une seule cellule, si ce n'est près des parties osseuses où l'on rencontre fréquemment deux cellules dans une capsule. Quelques-unes de ces cellules cartilagineuses renferment des granulations graisseuses.

Dans la profondeur du cartilage, près des travées osseuses, la substance se colore plus fortement en rouge. En ces points, les capsules ont des dimensions moins grandes, elles perdent leur forme arrondie pour devenir anguleuses. Ce n'est, en somme, déjà plus du cartilage, c'est du tissu ostéoïde.

Bientôt, on voit apparaître dans les travées osseuses les festons caractéristiques de l'ossification. Ce sont ces travées osseuses que nous allons maintenant décrire, puis nous passerons à la substance qui les sépare. Les travées renferment du tissu osseux, proprement dit, qui s'est développé autour de l'espace médullaire et des débris des travées cartilagineuses directrices, qui ont été peu à peu refoulées vers le centre de la travée osseuse.

Dans presque toutes les travées osseuses voisines de la substance cartilagineuse, on retrouve ces restes des travées directrices sous la forme de polygones limités par des bords concaves.

Dans la partie osseuse limitée par les festons, on voit des

cellules munies de prolongements et ayant tous les caractères des ostéoplastes.

Dans la substance intertrabéculaire, nous trouvons d'abord un stroma conjonctif à mailles très-lâches. Au milieu de ces mailles se voient un grand nombre de cellules embryonnaires rondes, de cellules fusiformes, de vésicules adipeuses et quelques cellules géantes à noyaux multiples (myéloplaxes de Ch. Robin).

Les bords de ces espaces médullaires sont surtout intéressants à étudier.

Nous y trouvons un grand nombre de cellules plus volumineuses que les autres, pressées contre la paroi ; quelques unes d'entre elles sont en partie libres et en partie enchâssées dans la paroi osseuse. Ce sont là les éléments auxquels Gegenbaur a donné le nom d'ostéoblastes et qui sont destinés à devenir les cellules osseuses définitives (ostéoplastes).

Cette transformation est facile à suivre dans certaines parties de nos préparations.

Il nous reste maintenant à étudier le passage du derme au tissu osseux. Disons tout d'abord que le derme, le périoste et le périchondre sont intimément confondus et que la distinction est absolument impossible entre ces membranes.

Sur les parties latérales, là où le tissu cartilagineux a disparu, on aperçoit un tissu absolument semblable à celui qui existe dans les espaces intertrabéculaires osseux, c'est là ce qui a été appelé la moelle sous-périostique. Par places, cette moelle sous-périostique manque et les faisceaux de fibres conjonctives du périoste plongent directement dans la substance osseuse où elles se comportent comme les fibres arciformes décrites par Ranvier.

En plusieurs points, cette moelle sous-périostique se continue directement avec la moelle intertrabéculaire.

Nous pouvons ajouter que par places on voit la moelle sous-périostique envoyer des prolongements entre le derme et le

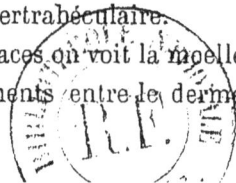

fibro-cartilage et devenir le centre de formation d'un noyau de tissu ostéoïde.

Réflexions. — La structure de la tumeur que nous avons étudiée diffère en certains points de celle qui est décrite dans les auteurs classiques. Aussi avons-nous jugé à propos de reproduire ici les principales de ces descriptions pour les comparer, chemin faisant, avec la nôtre.

Les premiers auteurs qui ont attiré l'attention sur ce genre d'exostoses (A. Cooper, Dupuytren, Liston) n'ont guère considéré que le côté clinique de la question et se sont bornés à signaler dans ces tumeurs la présence du tissu osseux. Vers la même époque ou peu après, Andral et Cruveilhier, dans leurs traités d'anatomie pathologique, pourtant si riches en faits, négligent absolument l'étude de cette variété d'exostoses.

Plus près de nous, Gosselin et Dolbeau, ont donné, de ces productions morbides, des descriptions plus complètes que celles des chirurgiens qui les ont précédés, mais comme malheureusement elles ont été faites sans le secours des instruments grossissants, elles sont par suite insuffisantes.

Quoiqu'il en soit, voici comment s'exprime M. Gosselin dans sa *Clinique chirurgicale de l'hôpital de la Charité* (1).

« Chez les adolescents et par suite de la croissance, la perversion nutritive amène tantôt un excès de substance osseuse au niveau et aux dépens des os eux-mêmes, tantôt un excès de substance fibreuse aux dépens du périoste, tantôt une exagération simultanée de la substance osseuse et de la substance fibreuse. C'est à cette dernière variété que nous avons affaire ici et il en était de même dans les autres cas que j'ai eu l'occasion d'examiner.

Peut-être s'en rencontre-t-il dans lesquels l'exostose est purement osseuse, mais ceux que j'ai observés m'autorisent à

_____

(1) Tome I, page 82.

vous dire que le plus souvent la tumeur est mixte c'est-à-dire ostéo-fibreuse. »

D'après Dolbeau (1) « une coupe longitudinale de la tumeur montre qu'elle est formée de deux parties : 1° Une superficielle constituée par le derme sous-unguéal, confondu avec le périoste et souvent recouvert par les bourgeons charnus ; 2° Une partie profonde, osseuse, formée à la périphérie par du tissu compacte et au centre par du tissu spongieux. Ces tissus font suite à la phalange. L'exostose tire donc son origine des portions osseuses sous-jacentes et n'est pas produite par le périoste, comme le croyait Blandin. Dans quelques cas, cependant, la production morbide est isolable de la phalange et presque libre au fond d'une cavité creusée dans le centre de l'os. »

Comme le montrent ces deux citations, les cliniciens ont parfaitement reconnu le caractère osseux de la tumeur et Dolbeau, en particulier, a bien vu le fusionnement du derme et du périoste. Mais ce qu'ils n'ont pas recherché, c'est la genèse de ce tissu osseux. Ils ne se sont pas demandé si l'évolution de cette production pathologique était analogue à celle de l'os normal, ou si elle en était différente. Dolbeau, il est vrai, s'est partiellement posé la question, mais il l'a mal résolue, puisqu'il admet que le périoste ne joue aucun rôle. Nos préparations montrent, au contraire, que Blandin avait raison, et que le périoste et le derme fusionnés sont à l'exostose sous-unguéale, ce que le périoste ordinaire est à l'os normal.

Venons maintenant aux descriptions des histologistes :

« La tumeur, dit Virchow (2), consiste la plupart du temps, en tissu osseux dense, cependant poreux, dont la surface est recouverte d'un périoste qui surpasse quelquefois la partie osseuse en épaisseur. Paget est le seul qui trouva dans un cas,

(1) *Clinique chirurgicale*, page 402.
(2) *Pathologie des tumeurs*. Trad. Aronssohn, t. II, p. 60.

une couche cartilagineuse à la surface. Schuh, par contre, rencontrant une couche en apparence cartilagineuse, reconnut, par un examen plus attentif, qu'elle était entièrement composée de cellules épidermiques et qu'elle appartenait, par conséquent, à l'ongle ; Lebert constata dans un cas semblable, l'absence de structure cartilagineuse.

Si donc cette production appartient en général à la période de l'évolution, il ne semble pourtant pas qu'on puisse la ranger dans la catégorie de l'exostose cartilagineuse. Si effectivement on trouve du cartilage à sa surface , on peut encore se demander si ce cartilage ne s'est pas formé plus tard par adjonction, comme cela a souvent lieu pour des saillies osseuses proéminentes, exposées à de fréquentes insultes mécaniques. »

Cornil et Ranvier unissant dans une même description histologique les exostoses sous-unguéales et les épulis, résument ainsi les caractères de ces deux tumeurs (1) : « les épulis présentent au milieu de leur masse, ou à leur périphérie sous forme de rayons s'éloignant de la base d'implantation ou irrégulièrement disposées, des trabécules osseuses plus ou moins complètes. Ces trabécules sont entourées de toutes parts de tissu embryonnaire analogue à la moelle jeune; elles offrent dans leur intérieur de véritables corpuscules osseux à prolongements anastomotiques bien nets, mais moins nombreux, plus larges d'habitude que ceux du tissu osseux physiologique. A la périphérie de ces trabécules osseuses, il n'est pas rare de voir de jeunes cellules situées moitié dans le tissu médullaire et moitié englobées dans l'os et de surprendre ainsi le développement de ce dernier.

Les petites tumeurs appelées exostoses sous-unguéales répondent exactement à la même description que les épulis et

_____

(1) Cornil et Ranvier. *Manuel d'histologie pathologique*, p. 129.

sont de la même nature : il serait impossible de reconnaître l'une de l'autre deux préparations faites l'une avec une épulis, l'autre avec une exostose sous-unguéale. La nature sarcomateuse de ces tumeurs nous est révélée par leurs récidives possibles et par ce fait qu'elles ont seulement de la tendance à une organisation osseuse sans parvenir à constituer un os parfait. »

Après avoir donné ces longues citations des divers auteurs qui ont traité de l'exostose sous-unguéale, il nous sera facile de montrer en quoi notre cas diffère de ceux qui ont été publiés. Nous attirerons d'abord l'attention sur la présence de la couche cartilagineuse si nette, dans la tumeur que nous avons examinée. Au dire de Virchow, cette couche n'aurait été vue que par Paget et en outre, dans la citation que nous avons rapportée plus haut, il n'est pas dit si elle était formée de cartilage ou de fibro-cartilage. L'espace occupé dans notre tumeur par cette couche de fibro-cartilage était dans les observations de Dolbeau et surtout dans celles de M. Gosselin, occupé par du tissu fibreux, dans le cas de Schuh par des cellules épidermiques, et enfin dans celui qui est représenté par MM. Cornil et Ranvier (figure 66 de leur *Manuel d'histologie pathologique*) par du tissu embryonnaire.

Rappelons encore qu'à l'inverse du cas de Cornil et Ranvier les papilles dermiques au lieu d'être hypertrophiées ont disparu sauf sur les parties tout-à-fait latérales aux points où l'exostose se confond avec le tissu osseux normal.

Telles sont en quelques mots les particularités qui séparent la tumeur que nous avons examinée, des autres exostoses sous-unguéales dont on trouve la description dans les auteurs. C'est pour mettre ces différences en relief que nous nous sommes décidés à publier cette note.

Mais avant de tirer de notre étude les conclusions qu'elle nous semble comporter nous voulons encore signaler la concordance remarquable qui existe entre le développement du tissu osseux dans notre tumeur et le développement du tissu osseux normal, tel qu'il est décrit dans les travaux les plus récents et en particulier dans ceux de notre maître M. le professeur Ranvier (1).

C'est ainsi qu'en se rapportant à la description faite plus haut, on peut suivre le développement simultané du tissu osseux aux dépens du cartilage, de la moelle embryonnaire et du périoste.

De même que dans les espaces médullaires normaux, on voit, dans notre tumeur, les ostéoblastes accolés à la paroi, s'y enfoncer peu à peu, se transformer en véritables cellules osseuses et devenir le centre d'un dépôt de matière calcaire.

De même encore que dans l'os normal en voie d'évolution, du côté du cartilage, on retrouve les restes des travées directrices, limitées par des festons osseux à bords concaves, et l'on voit au delà de ces festons la substance osseuse proprement dite.

De même encore, la formation aux dépens du périoste se traduit tantôt par la présence de la moelle embryonnaire sous-périostique, tantôt par l'existence de fibres perforantes (fibres arciformes de Ranvier).

Les détails que nous avons donnés sur la structure de notre exostose nous permettent de nous demander dans quelle classe nous devons ranger la tumeur qui a fait l'objet de cette étude. Convient-il d'en faire, avec Cornil et Ranvier, une variété de sarcome, un sarcome ossifiant ? La grande quantité de tissu embryonnaire observée par ces auteurs et qui, dans le cas qu'ils représentent, occupe plus de la moitié de la figure, légitime certainement leur dénomination ; mais, dans le cas qui nous est personnel, la substance embryonnaire n'est qu'un accessoire et ne représente qu'une période de développement.

(1) *Traité technique d'histologie*, pages 428-462.

Le tissu osseux tient certainement la place prépondérante et tout, périoste, moelle embryonnaire et cartilage, semble tendre à son accroissement.

Pour ces raisons, nous ne pouvons accepter pour notre tumeur la dénomination de sarcome ossifiant que Cornil et Ranvier ont voulu imposer aux exostoses sous-unguéales, et nous la rangeons dans la classe des ostéomes.

Nous croyons qu'on devra à l'avenir distinguer diverses catégories dans les tumeurs osseuses rangées sous le diagnostic clinique : exostose sous-unguéale. De même que dans ces derniers temps il a fallu scinder l'étude des tumeurs des maxillaires rangées sous le nom d'épulis, de même il faudra procéder à un travail analogue pour l'ensemble des tumeurs osseuses qui font saillie sous l'ongle des gros orteils.

C'est pour ces motifs que jusqu'à nouvel ordre nous croyons qu'on doit distinguer dans les exostoses sous-unguéales :

1° Les sarcomes ossifiants ;

2° Les ostéomes, dans lesquels nous rangeons les tumeurs ostéo-fibreuses de Gosselin et les tumeurs ostéo-cartilagineuses analogues à celle que nous avons étudiée.

Cette distinction histologique vient en aide à la clinique. Elle nous permet de comprendre pourquoi certaines exostoses sous-unguéales sont sujettes à récidive et pourquoi d'autres ne reparaissent jamais après leur ablation.

Nous ne prétendons pas d'ailleurs que toutes les exostoses sous-unguéales doivent forcément se ranger dans les deux classes que nous avons établies. Il est possible qu'on soit un jour obligé de créer de nouvelles divisions. Mais dans l'état actuel de la science, il ne nous semble pas qu'on puisse aller légitimement plus loin dans cet essai de classification.

Explication des figures Pl. I.

Fig. 1.— *Coupe comprenant l'ensemble de la tumeur* (Gross. 15 diam.)

a Epiderme.
b Derme.
c Fibrocartilage.

d Travées osseuses.
e Moelle.

Fig. 2.— *Fibrocartilage* (Objectif 8, oculaire 1 de Vérick).

a Substance fondamentale fibrillaire. *b* Capsules et cellules.

Fig. 3.— *Travée osseuse* (Objectif 8, oculaire 1 de Vérick).

a Moelle embryonnaire.
b Ostéoblaste.
c Cellule géante.
d Cellules osseuses.

e Festons d'ossification.
f Restes des travées directrices.
g Cellules cartilagineuses.

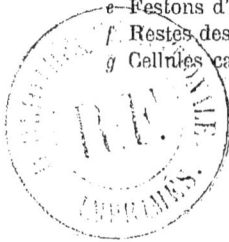

Fig. 1

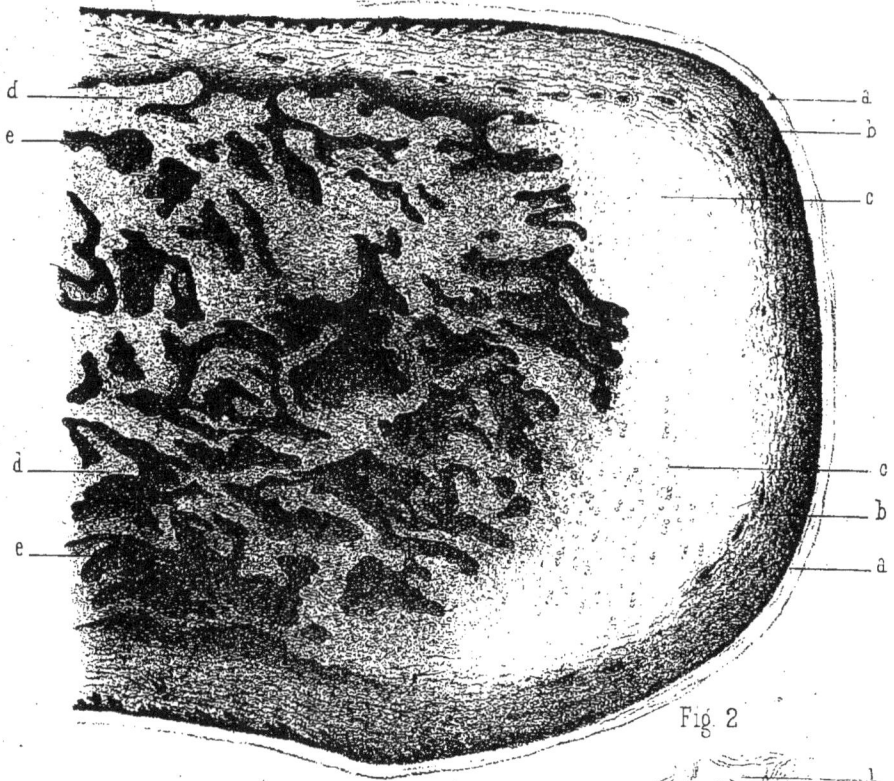

Fig. 2

Fig. 3

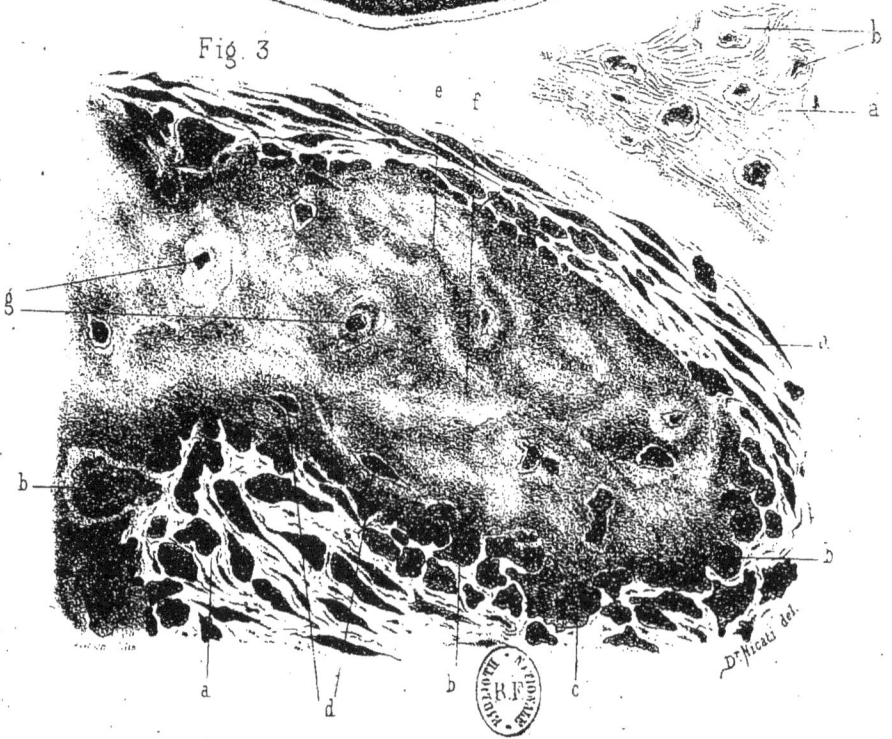

Typ & Lith. Barlatier, Feissat Père & Fils